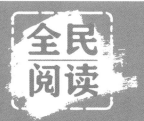

全民阅读

总主编
何清湖

中医养生进家庭口袋本丛书

保养肾

主编／谢　胜

U0147336

全国百佳图书出版单位

中国中医药出版社

·北　京·

图书在版编目（CIP）数据

保养肾 / 何清湖总主编；谢胜主编 . -- 北京：中国中医药出版社，2024.4

（全民阅读 . 中医养生进家庭口袋本丛书）

ISBN 978 - 7 - 5132 - 8663 - 3

Ⅰ . ①保… Ⅱ . ①何… ②谢… Ⅲ . ①补肾 - 基本知识 Ⅳ . ①R256.5

中国国家版本馆 CIP 数据核字（2024）第 053008 号

中国中医药出版社出版

北京经济技术开发区科创十三街 31 号院二区 8 号楼

邮政编码 100176

传真 010-64405721

山东临沂新华印刷物流集团有限责任公司印刷

各地新华书店经销

开本 787×1092 1/32 印张 3.25 字数 61 千字

2024 年 4 月第 1 版 2024 年 4 月第 1 次印刷

书号 ISBN 978 - 7 - 5132 - 8663 - 3

定价 29.80 元

网址 www.cptcm.com

服 务 热 线 010-64405510

购 书 热 线 010-89535836

维 权 打 假 010-64405753

微信服务号 zgzyycbs

微商城网址 https://kdt.im/LIdUGr

官 方 微 博 http://e.weibo.com/cptcm

天猫旗舰店网址 https://zgzyycbs.tmall.com

《保养肾》

编委会

作为我国优秀传统文化的瑰宝，中医药在治病养生方面做出了卓越贡献，是具有中国特色的文化符号和医疗资源。在国家一系列政策和法律法规的支持下，中医药事业不断向前发展，发挥着越来越重要的作用。2022年3月，国务院办公厅印发《"十四五"中医药发展规划》，其中提出，要提升中医药健康服务能力，提升疾病预防能力，实施中医药健康促进行动，推进中医治未病健康工程升级。在"中医药文化弘扬工程及博物馆建设"内容中提出，要推出一批中医药科普节目、栏目、读物及产品，建设中医药健康文化知识角。2022年11月，国家中医药管理局等八部门联合印发了《"十四五"中医药文化弘扬工程实施方案》，明确提出要"打造一批中医药文化品牌活动、精品力作、传播平台"，重点任务中包括"加大中医药文化活动和产品供给，每年度打造一组中医药文化传播专题活动，广泛开展中医药健康知识大赛、文创大赛、短视频征集、文化精品遴选、悦读中医等系列活动"。

中华中医药学会治未病分会作为治未病领域的权威学术团体，拥有优质的学术平台和专家资源，承担着推动我国治未病与养生保健行业良性发展的重任，我们以创作、出版优质的中医治未病与养生保健科普作品，传播权威而实用的健康教育内容为己任。把中医药文化融入建设文化强国、增强文化自信的大格局中，加大中医药文化传播推广力度，为中医药振兴发展厚植文化土壤，为健康中国建设注入源源不断的文化动力，是中医药学者进行科普创作的核心基调。为此，我们联合中国中医药出版社推出这套《全民阅读·中医养生进家庭口袋本丛书》，在内容创作和风格设计方面下足功夫，发挥了中华中医药学会治未病分会专家在科普创作方面的集体智慧和专业水准。

《黄帝内经》有云"圣人不治已病治未病"，养生的基本原则在于"法于阴阳，和于术数，食饮有节，起居有常，不妄作劳"，养生保健的重点是阴阳气血的平衡、脏腑经络的调和。本套丛书涵盖了保养肾、补阳气、充气血、护心神、强健肺、祛寒湿、调脾胃、通经络、养护肝、增强免疫力 10 个日常养生保健常见的热门主题，每册书都图文并茂，通俗易懂，是兼顾不同年龄、不同人群的趣味科普读物。每册书分别介绍了以上 10 个主题所涉及的常用穴位、家常食物、常用中药、家用中成药等，并融汇食疗方、小验方等，轻松易学，照着书中的养生方法坚持去做，能够取得良好的养生保健效果。

　　本套丛书的编写得到了中医药领域诸多专家的大力支持，感谢湖南中医药大学、湖南医药学院、浙江中医药大学、中国中医科学院西苑医院、湖南中医药大学第一附属医院、上海中医药大学附属曙光医院、广西中医药大学第一附属医院、浙江省中医院、佛山市中医院、中和亚健康服务中心、谷医堂（湖南）健康科技有限公司等相关单位的支持与热情参与。由于时间仓促，书中有尚待改进和不足之处，真诚希望各位专家、读者多提宝贵意见，以便我们在后续修订时不断提高。

中华中医药学会治未病分会主任委员
湖南医药学院院长　　　*何清湖*

2024 年 2 月

中医学认为，肾乃先天之本，它既是构成人体和维持生命活动的基本脏器，也是人体生理功能活动的动力所在。人体生理功能的正常运行，全都需要肾参与其中，如果肾出问题了，人体的生理功能体系也会出问题。

肾虚是百病之源，肾的健康十分重要，如果肾虚了，健康就会出问题。引起肾虚的原因有很多，过度疲劳、精神压力大、熬夜、抽烟嗜酒、无节制的性生活等，都可能导致肾虚，所以保持良好的生活习惯对肾是很有好处的。

现如今，人们摄入的高脂肪、高蛋白食物越来越多，肾脏的负担也就越来越重。另外，肾脏的职责重要、工作量大，它就像一台机器，夜以继日地工作，且易受到污染和饮食、药物等各种因素的影响，很容易损坏，所以肾脏需要更多的关爱和呵护。

本书通过介绍与养护肾相关的重点穴位、家常食物和中药材等，将食疗和运动调理相结合，帮您养好肾，拥有健康人生。

谢　胜

2024 年 2 月

目　录

扫描二维码
有声点读新体验

认识肾经
强壮一生的经络

补肾健脑 21 招
60 岁的人，20 岁的大脑

三 护肾抗衰 18 招
头发不白、耳不聋，更年轻

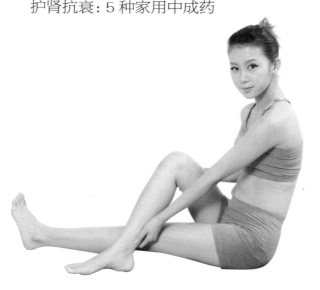

四 强肾健骨 21 招
骨骼硬朗，身体倍儿棒

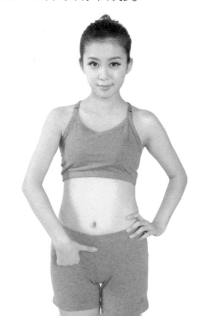

男性养肾 19 招
精心呵护"命根子"

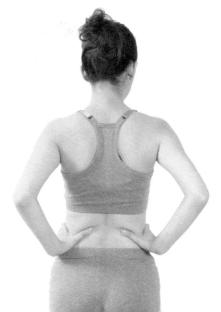

六

女性养肾 19 招
容颜好，妇科病不打搅

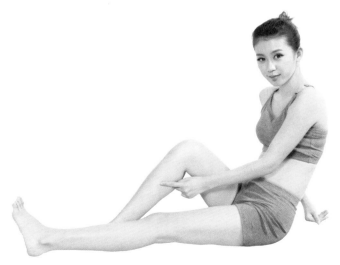

七 四季养肾 20 招
春夏补肾阳，秋冬补肾阴

八 4 种肾虚引发的健康问题对症调理
肾不虚，活百岁

一

认识肾经
强壮一生的经络

足少阴肾经
先天之本，生命之源

足少阴肾经对应的脏腑器官为肾，故中医学认为肾经属肾；肾经分支与膀胱相连，故中医学认为肾经络于膀胱。肾为先天之本、生命之源。刺激肾经上的穴位，可强健肾脏。

循行路线

足少阴肾经起于足小趾之下，斜走足心，经舟骨粗隆下、内踝后侧，沿小腿、腘窝、大腿的内后侧上行，穿过脊柱，属肾络膀胱。肾部直行脉向上穿过肝、膈，进入肺中，再沿喉咙上行，止于舌根两旁；肺部支脉，联络于心，流注于胸中。

主治疾病

本经腧穴主治妇科病、前阴病、肾脏病，与肾有关的肺、心、肝、脑病，以及咽喉、舌等经脉循行部位的其他病症。

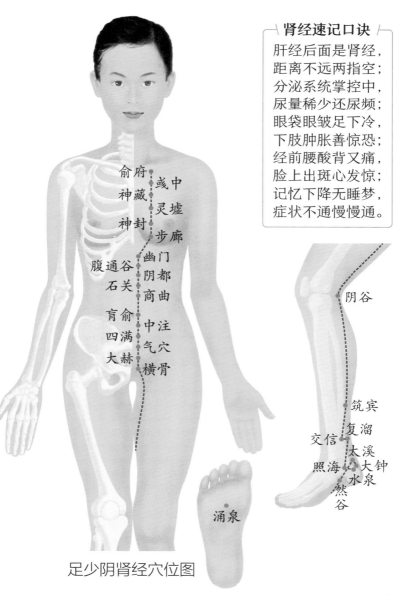

俞府
藏封
神封
神

中墟廊
或灵步
幽门

腹通谷
石关
肓俞满
四赫
大

幽阴商
注穴
中气横
骨

阴谷

筑宾
复溜
交信 太溪
照海 大钟
水泉
然谷

涌泉

足少阴肾经穴位图

3

肾经重点穴位

涌泉穴

高血压的
常用主穴

功能与主治：开窍醒神，宁心安神。主治神经衰弱、精力减退、失眠、高血压、眩晕、焦躁、过敏性鼻炎、更年期综合征等。

定位：抬起脚，脚趾弯曲，足底最凹陷处即是涌泉穴。

操作方法：用左手小鱼际擦右侧足底涌泉穴2分钟，再换右手小鱼际擦左侧足底涌泉穴2分钟，以有热感为度。

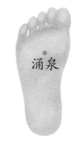

涌泉

然谷穴

月经不调的
常用主穴

功能与主治：滋阴养肾，清热利湿。主治月经不调、阴痒、遗精、阳痿、小便不利、泄泻、胸胁胀痛、咯血、小儿脐风、消渴、黄疸、下肢痿痹等。

定位：在脚的内侧缘，足舟骨隆起下方，皮肤颜色深浅交界处即是然谷穴。

操作方法：用手指的指腹按揉穴位。

然谷

太溪穴

踝关节扭伤的常用主穴

功能与主治：滋阴益肾，壮阳强腰。主治头痛目眩、齿痛、耳聋、耳鸣、咳嗽、气喘、胸痛咯血、消渴、月经不调、失眠、健忘、遗精、阳痿、腰脊痛、内踝肿痛等症。

定位：内踝尖和跟腱之间的凹陷处即是太溪穴。

操作方法：用对侧手的拇指指腹按揉太溪穴3分钟，力量柔和，以有酸胀感为度。

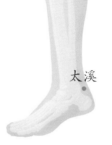

太溪

照海穴

慢性咽炎的常用主穴

功能与主治：滋阴调经，息风安神。主治咽喉干燥、失眠、嗜卧、月经不调、痛经、赤白带下、疝气、小便频数、脚气等。

定位：内踝尖下方凹陷处即是照海穴。

操作方法：用双手拇指分别点揉两侧的照海穴3~5分钟，以有酸胀感为度。

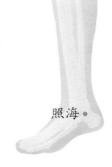

照海

大钟穴

主穴 气喘的常用

功能与主治：利水消肿，活血调经。主治咯血、气喘、腰脊强痛、痴呆、嗜卧、足跟痛、二便不利、月经不调等。

定位：在太溪穴后下方，从太溪穴向下摸到足后跟的骨头，其内侧前方凹陷处。

操作方法：用手指的指腹按揉穴位。

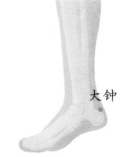

大钟

复溜穴

的常用主穴 水液代谢失常

功能与主治：滋阴补肾，温阳利水。主治静脉曲张、水肿、腹胀、自汗盗汗、腹泻、尿失禁、指端麻木、腰痛等。

定位：在小腿内侧，脚踝内侧中央上二指宽处，胫骨与跟腱间。

操作方法：用拇指轻轻地揉按，以局部有温热感为度。

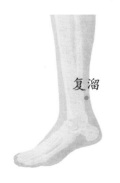

复溜

二

补肾健脑 21 招

60 岁的人，
20 岁的大脑

扫描二维码
有声点读新体验

肾精亏虚有哪些表现

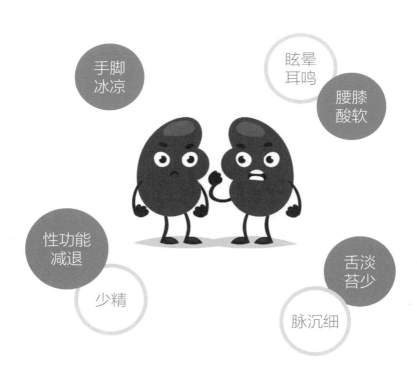

手脚冰凉

眩晕耳鸣

腰膝酸软

性功能减退

少精

舌淡苔少

脉沉细

补肾健脑：5大常用穴位

对症按摩调理方

取穴原理	按摩关元可使肾气活跃，补充肾气。
功效主治	培元固本，调气回阳。主治阳痿、遗精、遗溺、小便频数、月经不调、崩漏、带下等。
穴名由来	"关"，关藏；"元"，元气。关元为关藏人身元气之处。

按揉关元穴

操作方法
用拇指指腹按揉关元穴，每次2~3分钟。

定位
从肚脐正中央向下量3寸的位置。

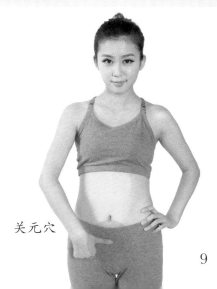

关元穴

<table>
<tr><td rowspan="3">刮太溪穴</td><td>取穴原理</td><td>按摩太溪穴可以滋阴益肾，壮阳强腰。</td></tr>
<tr><td>功效主治</td><td>滋阴益肾，壮阳强腰。主治头痛目眩、月经不调、失眠、遗精、阳痿、腰脊痛、内踝肿痛等。</td></tr>
<tr><td>穴名由来</td><td>"太"，大；"溪"，沟溪。本穴为气血所注之处，足少阴肾经脉气出于涌泉，至此聚留而成大溪，故名"太溪"。</td></tr>
</table>

操作方法

1 正坐垂足，抬起一只脚放在另一侧的膝盖上。

2 以食指指腹由上往下刮该穴，每日早、晚左右两侧各刮1～3分钟。

定位

坐位垂足，由足内踝向后推至与跟腱之间的凹陷处即是太溪穴。

太溪穴

取穴原理	按摩涌泉穴可使人肾精充沛、精神充足、腰膝壮实、耳聪明目。
功效主治	增强肾气，强筋壮骨。主治阳痿、遗精、失眠、耳鸣、鼻塞、头痛等，可调整和改善肾脏功能。
穴名由来	"涌"，外涌而出也；"泉"，泉水也。该穴名意指体内肾经的经水由此外涌而出体表。

操作方法

1 正坐，把一只脚跷在另一侧的膝盖上，脚掌尽量朝上。

2 以食指指腹由下往上推按穴位，每日早、晚左右两侧足心各推按 1~3 分钟。

定位

5 个足趾背屈，足底掌心前面（足底中线前 1/3 处）正中凹陷处即是。

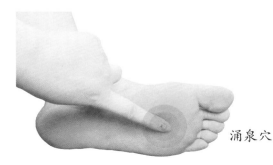

涌泉穴

<table>
<tr><td rowspan="3">按摩肾俞穴</td><td>取穴原理</td><td>肾俞是补肾要穴，按摩肾俞可以起到培补肾元的作用。</td></tr>
<tr><td>功效主治</td><td>护肾强肾。主治肾虚腰痛、腰膝酸软、阳痿遗精、肾不纳气，以及不育、月经不调等。</td></tr>
<tr><td>穴名由来</td><td>本穴为肾脏之气转输之处，是调治肾疾的重要穴位，故名"肾俞"。</td></tr>
</table>

操作方法

用拇指指腹或手掌上下来回按摩肾俞穴50～60次，两侧同时或交替进行。

定位

两侧肩胛骨下缘的连线与脊柱相交处为第7胸椎，往下数7个凸起的骨性标志，在其棘突之下旁开1.5寸处即是肾俞穴。

肾俞穴

取穴原理	百会是调节大脑功能的要穴，能通达阴阳脉络，连贯周身经穴，对调节机体的阴阳平衡起到重要作用。
功效主治	开窍醒脑，安神定志。主治中风、头痛、头晕、失眠、健忘等。
穴名由来	"百"，多的意思；"会"，交会。百会是足太阳经、督脉的交会穴。

按揉百会穴

操作方法

食、中二指并拢，用指腹按揉百会穴，以感觉酸胀、刺痛为宜，每次 1~3 分钟。

定位

在头顶正中心，可以通过找到两耳角直上连线中点来简易取此穴。

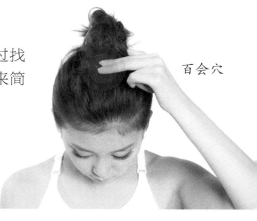

百会穴

补肾健脑：
4 种家常食物

山药

性味归经： 性平，味甘，归脾、肺、肾经。

功能： 固肾益精。用于诸虚所致的久泻不止、肺虚喘咳、肾虚遗精等。

用法： 炒食、煮食。

禁忌： 积滞者不宜食用。

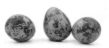

鹌鹑蛋

性味归经： 性平，味甘，归脾、肝、肾经。

功能： 补五脏，实筋骨，健脑。用于神经衰弱、失眠多梦、病后体虚等病症。

用法： 煮食、煎汤。

禁忌： 胆固醇含量较高，心脑血管疾病患者不宜多食。

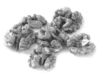

核桃仁

性味归经： 性温，味甘、涩，归肾、肝、肺经。

功能： 补肾益精，健脑抗衰。用于改善记忆力下降等。

用法： 生食、炒食。

禁忌： 阴虚火旺者忌服。

黑芝麻

性味归经： 性平，味甘，归肝、肾、大肠经。

功能： 滋补肝肾，可调理眩晕眼花、腰酸腿软。

用法： 生食、煮粥。

禁忌： 便溏腹泻者忌食。

补肾健脑:
4 种常用中药

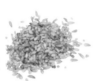

柏子仁

性味归经: 性平,味甘,归心、肾、大肠经。

功效主治: 养心安神。用于阴血亏虚,心失所养所致的虚烦失眠、惊悸怔忡、头晕健忘等。

用法: 3~5 克,煎服。

熟地黄

性味归经: 性微温,味甘,归肝、肾经。

功效主治: 补精益髓。用于肝肾亏虚所致的健忘等。

用法: 3~5 克,煎服。

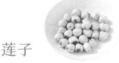

莲子

性味归经: 性平,味甘、涩,归脾、肾、心经。

功效主治: 益肾固精,养心安神。用于肾虚所致的遗精、滑精、带下等。

用法: 3~5 克,煎服。

禁忌: 大便燥结者不宜服用。

益智

性味归经: 性温,味辛,归脾、肾经。

功效主治: 暖肾固精缩尿。用于脾肾阳虚所致的遗精、夜尿频数、腹中冷痛、口多唾涎等。

用法: 1~3 克,煎服。

药食同源,补肾健脑: 2 道精选食疗方

健脾益肾

山药饼

材料:山药 500 克,面粉 150 克。

调料:盐 4 克,植物油适量。

做法:

1 山药洗净,去皮,切段,入蒸锅蒸熟,取出晾凉,压成泥,加面粉、盐搅匀。

2 电饼铛预热后倒油,倒入山药泥,盖好电饼铛盖子,按"煎饼"键,煎至两面熟透,切小块即可。

| 功效 |

山药饼口感甜咸,能健脾胃、益肾精,提高免疫力。

材料：莲子 25 克，大米 100 克。

调料：冰糖适量。

做法：

1 将莲子和大米分别洗净，浸泡 1 小时。

2 将锅置火上，加适量清水煮沸，放入莲子和大米用大火煮沸，转小火继续熬煮，加入冰糖熬煮至粥黏稠即可。

养心益肾

莲子粥

功效

莲子富含蛋白质、脂肪，具有养心益肾、补脾等作用。

烹饪妙招

可选用去心的莲子，容易煮熟。

补肾健脑：
6 种家用中成药

1 小儿智力糖浆

益智健脑。用于小儿失聪，轻度脑功能障碍综合征。

2 抗脑衰胶囊

补肾填精，强身健脑。用于肾精不足，肝气血亏所引起的精神疲惫、失眠多梦、记忆力减退等。

3 古汉养生精

滋肾益精，补脑安神。用于头晕心悸、目眩耳鸣、健忘失眠等。

4 龙凤宝胶囊

补肾壮阳，宁神益智。用于更年期综合征及神经衰弱。

5 补脑丸

滋补精血，健脑益智。用于迷惑健忘、头晕耳鸣、心烦失眠等。

6 安神补脑液

生精补髓，增强脑力。用于神经衰弱、记忆力衰退、思虑过度等。

三

护肾抗衰 18 招

头发不白、耳不聋，更年轻

肾阴虚
有哪些表现

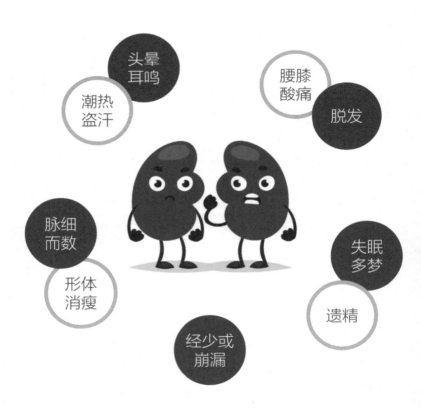

头晕耳鸣

潮热盗汗

腰膝酸痛

脱发

脉细而数

形体消瘦

失眠多梦

遗精

经少或崩漏

护肾抗衰：3 大常用穴位

对症按摩调理方

取穴原理	关元是保健大穴，按摩关元可使肾气活跃，补充肾气。
功效主治	培元固本，调气回阳。主治阳痿、遗精、遗溺、小便频数、小便不通、月经不调、崩漏、带下等。
穴名由来	"关"，关藏；"元"，元气。关元为关藏人身元气之处。

按揉关元穴

操作方法

用拇指指腹按揉关元穴，每次 2~3 分钟。

定位

从肚脐正中央向下量 3 寸的位置即是。

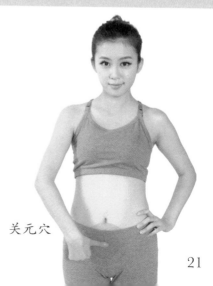

关元穴

<table>
<tr><td rowspan="3">推按涌泉穴</td><td>取穴原理</td><td>按摩涌泉穴在保健方面有重要作用，可使人肾精充沛、精神充足、腰膝壮实，预防早衰。</td></tr>
<tr><td>功效主治</td><td>增强肾气，强筋壮骨。主治阳痿、遗精、失眠、耳鸣、鼻塞、头痛等，可调整和改善肾脏功能。</td></tr>
<tr><td>穴名由来</td><td>"涌"，外涌而出也；"泉"，泉水也。本穴为肾经经脉的第一穴，它连通肾经的体内与体表经脉，肾经体内经脉中高温高压的水液由此外涌而出体表，故名。</td></tr>
</table>

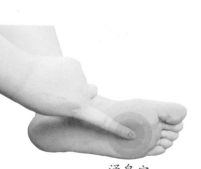

涌泉穴

操作方法

以食指指腹由下往上推按穴位，每日早、晚左右两侧足心各推按 1～3 分钟。

定位

5 个足趾背屈，足底掌心前面（足底中线前 1/3）正中凹陷处即是。

取穴原理	神阙是保健常用穴，经常按摩可补养亏虚。
功效主治	培元固本，回阳救逆。主治腹中虚冷、腹痛腹泻、肠鸣、小儿厌食、关节炎、肩周炎、坐骨神经痛、前列腺肥大、荨麻疹、过敏性鼻炎、子宫脱垂等。
穴名由来	神阙者，神之所舍其中也，人身以神志为最贵，此穴为元神居住的地方，心肾交通之门户，故称"神阙"。

按揉神阙穴

操作方法

左手掌心对准肚脐，覆盖在肚脐上，用力按揉穴位，以有酸痛感为佳，每次 1~3 分钟。

定位

本穴位于人体肚脐处。

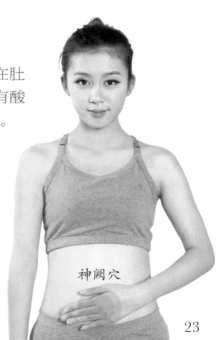

神阙穴

护肾抗衰：
4 种家常食物

黑豆

性味归经： 性平，味甘，归脾、肾经。

功能： 健脾益肾，抗衰老。用于水肿胀满、黄疸浮肿、肾虚腰痛等。

用法： 煮食、炖食。

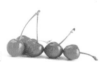

黑芝麻

性味归经： 性平，味甘，归肝、肾、大肠经。

功能： 滋补肝肾。用于肝肾不足、须发早白、病后体虚等。

用法： 生食、煮粥、制丸、榨油。

樱桃

性味归经： 性温，味甘、酸，归脾、肾经。

功能： 益肾健脾，延缓衰老。用于肾虚遗精、腰腿疼痛等。

用法： 生食、煮食。

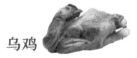

乌鸡

性味归经： 性平，味甘，归肝、脾、肾经。

功能： 补肝益肾，补气养血。

用法： 煮熟、炖熟。

其他常见食物：枸杞叶、猕猴桃、核桃仁、松子仁等。

护肾抗衰：
4 种常用中药

冬虫夏草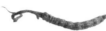

性味归经： 性平，味甘，归肺、肾经。

功效主治： 补肺益肾，止血化痰。用于腰膝酸痛、阳痿遗精、肾虚精亏等。

用法： 1~3 克，煎服。

菟丝子

性味归经： 性平，味辛、甘，归肝、肾、脾经。

功效主治： 补阳益阴，固精缩尿，抗衰老。用于肾虚所致的腰痛、阳痿、遗精、尿频、带下等。

用法： 3~5 克，煎服。

桑椹

性味归经： 性寒，味甘、酸，归心、肝、肾经。

功效主治： 滋阴养血，补肝益肾，延缓衰老。用于阴血亏虚所致的眩晕、目暗耳鸣、须发早白等。

用法： 10~15 克，煎服。

女贞子

性味归经： 性凉，味甘、苦，归肝、肾经。

功效主治： 补益肝肾，抗衰老。用于腰膝软弱、目暗不明、须发早白等。

用法： 3~5 克，煎服。

> **其他常用中药：** 蛤蚧、黑芝麻、芡实、五味子等。

药食同源,护肾抗衰: 2道精选食疗方

材料: 紫米 75 克,黑豆 50 克。

调料: 白糖 5 克。

做法:

1 黑豆、紫米洗净,浸泡 4 小时。

2 锅置火上,加适量清水,用大火烧开,加紫米、黑豆煮沸,转小火煮 1 小时至熟,撒上白糖拌匀。

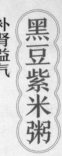

补肾益气

黑豆紫米粥

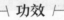

| 功效 |

黑豆有补肾健脾、抗衰老和乌发的作用,紫米有滋阴补肾、明目活血等作用,二者搭配食用可以补肾益气和乌发。

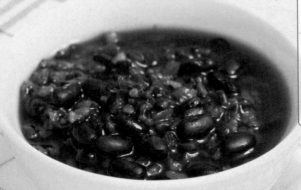

补肝益肾

桑椹养发茶

材料： 桑椹干品6克，女贞子干品、墨旱莲干品各3克。

做法：

1 将所有材料冲洗干净一起放入杯中。

2 杯中倒入沸水，盖盖子闷泡约8分钟后即可。

温馨提示：本方应在医生指导下使用。

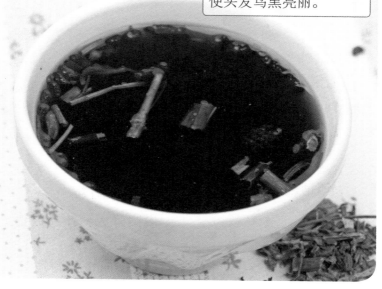

功效

桑椹、女贞子均可补肝益肾，且桑椹含有多种维生素，尤其含有丰富的磷和铁，能益肾补血，使头发乌黑亮丽。

护肾抗衰：
5 种家用中成药

1 复方三七口服液

抗衰，扶正固本。用于神疲乏力，气短心悸，阴虚津少，口干舌燥，也用于肿瘤患者虚衰，以及化疗、放疗、手术后出现的一切虚证。

2 七宝美髯丸

补肝肾，益精血，乌须发。用于肝肾不足所致的须发早白、牙齿松动、腰腿酸软、小便淋沥、遗精、崩漏、带下及疲乏等。

3 六味地黄丸

滋阴补肾，兼益肝阴。用于肾阴亏损之头晕耳鸣、腰膝酸软、骨蒸潮热、盗汗遗精等。

4 左归丸

滋阴补肾。用于肾阴不足之头晕目眩、腰酸膝软、盗汗遗精、口燥舌干等。

5 大补阴丸

滋阴降火，补肾益精。用于阴虚火旺之潮热盗汗、咳嗽、耳鸣等。

四

强肾健骨 21 招

骨骼硬朗，
身体倍儿棒

扫描二维码
有声点读新体验

肾阳虚
有哪些表现

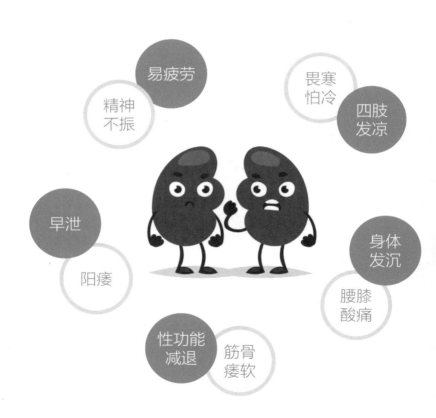

易疲劳

精神
不振

畏寒
怕冷

四肢
发凉

早泄

阳痿

身体
发沉

腰膝
酸痛

性功能
减退

筋骨
痿软

强肾健骨：
5 大常用穴位

对症按摩调理方

取穴原理	按摩关元可使肾气活跃，补充肾气。
功效主治	培元固本，调气回阳。主治阳痿、遗精、遗溺、小便频数、月经不调、崩漏、带下等。
穴名由来	"关"，关藏；"元"，元气。关元为关藏人身元气之处。

按揉关元穴

操作方法

用拇指指腹按揉关元穴，
每次 2~3 分钟。

定位

从肚脐正中央向下量 3 寸
的位置即是。

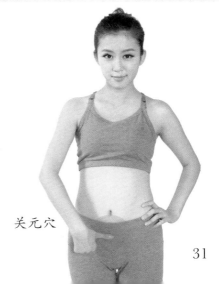

关元穴

取穴原理	按摩太溪穴可以滋阴益肾，壮阳强腰，具有提高肾功能的作用。
功效主治	滋阴益肾，壮阳强腰。主治阴虚之消渴、咯血、咽喉肿痛，肺肾两虚之咳喘，肾阳不足，月经不调。
穴名由来	"太"，大；"溪"，沟溪。本穴为气血所注之处，足少阴肾经脉气出于涌泉，至此聚留而成大溪，故名"太溪"。

操作方法

1 正坐垂足，抬起一只脚放在另一侧的膝盖上。

2 以食指指腹由上往下刮该穴，每日早、晚左右两侧各刮1～3分钟。

定位

坐位垂足，由足内踝向后推至与跟腱之间的凹陷处即是太溪穴。

太溪穴

取穴原理	按摩涌泉穴在保健方面有重要作用，可使人肾精充沛、精神充足、腰膝壮实、耳聪明目。
功效主治	增强肾气，强筋壮骨。主治阳痿、遗精、失眠、耳鸣、鼻塞、头痛等，可调整和改善肾脏功能。
穴名由来	"涌"，外涌而出也；"泉"，泉水也。本穴为肾经经脉的第一穴，它连通肾经的体内与体表经脉，肾经体内经脉中高温高压的水液由此外涌而出体表，故名"涌泉"。

推按涌泉穴

操作方法

1 正坐，把一只脚跷在另一侧的膝盖上，脚掌尽量朝上。

2 以食指指腹由下往上推按穴位，每日早、晚左右两侧足心各推按 1~3 分钟。

定位

5 个足趾背屈，足底掌心前面（足底中线前 1/3 处）正中凹陷处即是。

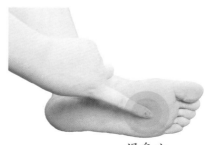

涌泉穴

取穴原理	肾俞是补肾要穴，按摩肾俞可以起到培补肾元的作用。
功效主治	护肾强肾，滋补肾阳。主治肾虚腰痛、腰膝酸软、阳痿遗精、肾不纳气，以及不育、月经不调等。
穴名由来	本穴为肾脏之气转输之处，是调治肾疾的重要穴位，故名"肾俞"。

操作方法

用拇指指腹或手掌上下来回按摩肾俞穴50~60次，两侧同时或交替进行。

定位

两侧肩胛骨下缘的连线与脊柱相交处为第7胸椎，往下数7个凸起的骨性标志，在其棘突之下旁开1.5寸处即是肾俞穴。

肾俞穴

取穴原理	髓为骨中之精，是肾精所化，能够补益元气、充养骨质，按摩悬钟穴能够益髓壮骨。
功效主治	平肝息风，疏肝益肾。主治颈项强痛、胸胁胀痛、坐骨神经痛、脑血管病、高血压、颈椎病等。
穴名由来	"悬"，悬挂；"钟"，钟铃。穴在外踝上，是古时小儿悬挂脚铃处，故名"悬钟"。

操作方法

用拇指指腹向下按压悬钟穴，力度要适中，每次按压 10 ~ 15 分钟，并沿顺时针方向按揉。

定位

本穴在小腿外侧，外踝尖上 3 寸，腓骨前缘。

悬钟穴

强肾健骨：
4 种家常食物

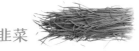

韭菜

性味归经：性温，味辛，归肾、胃、肺、肝经。

功能：补肾，温中。用于肾阳亏虚之阳痿不举、腰膝冷痛，遗精梦泄等。

用法：炒食、煮食、蒸食。

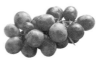

葡萄

性味归经：性平，味甘、酸，归肺、脾、肾经。

功能：益气补血，壮筋骨。用于气血虚弱、水肿等。

用法：鲜食。

板栗

性味归经：性温，味甘、平。归脾、胃、肾经。

功能：补肾强筋。用于脚膝酸软、跌打肿痛等。

用法：煮食、炒食。

禁忌：糖尿病患者不宜食用。

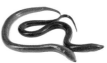

鳝鱼

性味归经：性温，味甘，归肝、脾、肾经。

功能：益气血，补肝肾，强筋骨。用于虚劳咳嗽、虚劳性腰痛、肾虚阳痿、风湿骨痛等。

用法：炒食、煮食。

其他常见食物：乌鸡、鹌鹑、羊骨等。

强肾健骨：
4种常用中药

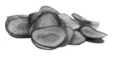

鹿茸

性味归经：性温，味甘、咸，归肾、肝经。

功效主治：壮肾阳，强筋骨。用于冲任虚寒，带脉不固所致的崩漏不止，带下过多等。

用法：研末，每次0.1～0.3克，1日3次。

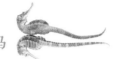

海马

性味归经：性温，味甘、咸，归肾、肝经。

功效主治：补肾壮阳。用于肾阳虚所致的阳痿、虚喘、遗尿、带下等。

用法：泡酒，每次服用2～3毫升，需在医生指导下饮用。

淫羊藿

性味归经：性温，味辛、甘，归肝、肾经。

功效主治：补肾壮阳，强筋健骨。用于肾阳虚衰所致的阳痿遗精、筋骨痿软等。

用法：3～5克，煎服。

杜仲

性味归经：性温，味甘，归肝、肾经。

功效主治：补肝肾，强筋骨。用于肝肾不足，冲任不固所致的腰痛、胎动不安、头晕目眩等。

用法：1～3克，煎服。

其他常用中药：五加皮、鹿角胶、海狗肾等。

药食同源,强肾健骨: 2道精选食疗方

补肾益气

韭菜摊鸡蛋

材料:韭菜 150 克,鸡蛋 3 个。

调料:盐 3 克。

做法:

1 韭菜择洗干净,切小段;鸡蛋打成蛋液。

2 将韭菜段放入蛋液中,加盐搅匀。

3 锅置火上,倒油烧至五成热,倒入韭菜鸡蛋液,摊熟即可。

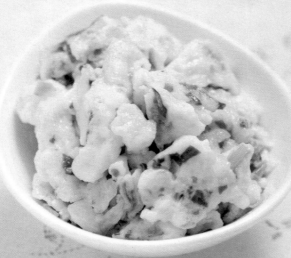

功效

韭菜和鸡蛋一起食用,可以起到补肾益气、止痛的作用,对调理阳痿、尿频、肾虚、痔疮及胃病也有一定效果。

材料: 羊肾200克，黑豆60克，杜仲10克。

调料: 姜片9克，小茴香3克。

做法:

1 将羊肾对半剖开，清理干净；黑豆洗净。

2 将杜仲、姜片、小茴香一起装入纱布袋中，扎好袋口，放入锅中，加适量水，煎煮20分钟。

3 加入黑豆及羊肾，煮至豆、肾熟后，拿掉药包即可。

温馨提示：本方应在医生指导下使用。

补肾壮腰

黑豆杜仲羊肾汤

| 功效 |

补肾壮腰，适用于腰膝疼痛、酸软乏力、畏寒肢冷、小便频多、腹冷便溏等症。

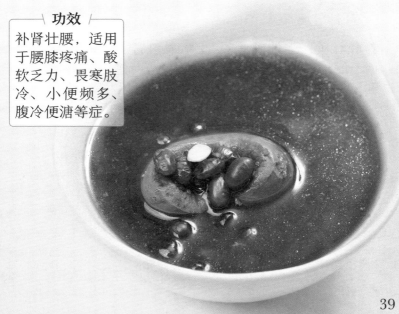

强肾健骨：6 种家用中成药

1 壮骨伸筋胶囊

补益肝肾，强壮筋骨。用于肝肾两虚，寒湿阻络所致的神经根型颈椎病。

2 杜仲壮骨胶囊

养肝壮腰，强健筋骨。用于筋骨无力，屈伸不利，以及腰膝疼痛等症。

3 龙牡壮骨冲剂

强筋壮骨。用于治疗和预防小儿佝偻病、软骨病等。

4 骨松宝颗粒

补肾活血，强筋壮骨。用于骨折骨痛、骨关节炎及更年期骨质疏松等。

5 首乌丸

补肝肾，强筋骨。用于肝肾两虚之头晕目花、耳鸣、须发早白等。

6 青蛾丸

温肾，壮筋骨。用于肾虚腰痛、起坐不利、膝软无力等。

其他常用中成药：伤科接骨片、抗骨质增生丸、骨仙片等。

五

男性养肾 19 招
精心呵护"命根子"

扫描二维码
有声点读新体验

男性肾虚
有哪些表现

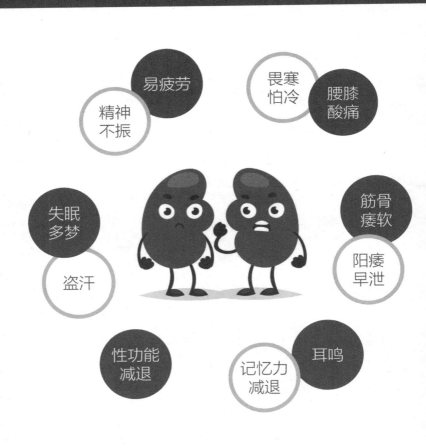

易疲劳

精神
不振

畏寒
怕冷

腰膝
酸痛

失眠
多梦

盗汗

筋骨
痿软

阳痿
早泄

性功能
减退

记忆力
减退

耳鸣

男性养肾：
3 大常用穴位

对症按摩调理方

取穴原理	关元为任脉与足三阴经的交会穴，可调补肝脾肾，温下元之气，直接兴奋宗筋。
功效主治	培元固本，调气回阳。主治阳痿、遗精、遗溺、小便频数、月经不调、崩漏、带下等。
穴名由来	"关"，关藏；"元"，元气。关元为关藏人身元气之处。

按揉关元穴

操作方法

用拇指指腹按揉关元穴，每次 2~3 分钟。

定位

从肚脐正中央向下量 3 寸的位置即是。

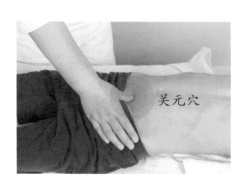

关元穴

<table>
<tr><td rowspan="3">按摩肾俞穴</td><td>取穴原理</td><td>肾俞是补肾要穴，按摩肾俞可以起到培补肾元的作用。</td></tr>
<tr><td>功效主治</td><td>护肾强肾，滋补肾阳。主治肾虚腰痛、腰膝酸软、阳痿遗精、肾不纳气，以及不育、月经不调等。</td></tr>
<tr><td>穴名由来</td><td>本穴为肾脏之气转输之处，是调治肾疾的重要穴位，故名"肾俞"。</td></tr>
</table>

操作方法

用拇指指腹或手掌上下来回按摩肾俞穴50~60次，两侧同时或交替进行。

定位

两侧肩胛骨下缘的连线与脊柱相交处为第7胸椎，往下数7个凸起的骨性标志，在其棘突之下旁开1.5寸处即是肾俞穴。

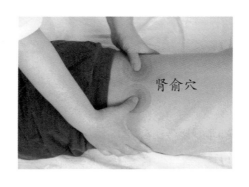

肾俞穴

取穴原理	三阴交是肝、脾、肾三经的交会穴，既可健脾益气，补益肝肾，又可清热利湿。
功效主治	健脾益气，调补肝肾。主治腹痛、呕吐、心慌、心悸、失眠、遗精、早泄等。
穴名由来	"三阴"，指足之三阴经；"交"，指交会与交接。此穴为足太阴、足少阴、足厥阴三条阴经气血物质的交会处。

按揉三阴交穴

操作方法

以拇指尖垂直按压穴位，每天早、晚各 1 次，每次左右两侧各揉按 1~3 分钟。

定位

本穴在小腿内侧，内踝尖上 3 寸，胫骨内侧缘后际。

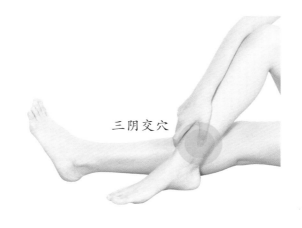

三阴交穴

男性养肾：
4 种家常食物

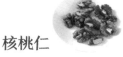

核桃仁

性味归经： 性温，味甘、涩，归肾、大肠、肺经。

功能： 补肾益精。用于阳痿等。

用法： 生食、煮食。

羊肉

性味归经： 性热，味甘，归脾、胃、肾经。

功能： 补肾壮阳。用于肾虚阳痿等。

用法： 煮食、炒食。

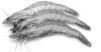

对虾

性味归经： 性温，味甘、咸，归肝、肾经。

功能： 补肾壮阳。用于阳痿等。

用法： 炒食、煮食。

甲鱼

性味归经： 性平，味肝，归肝、肾经。

功能： 滋补肝肾。用于遗精等。

用法： 煮食、炖食。

其他常见食物： 鹿肉、鳝鱼、豇豆、樱桃、乌鸡、燕窝、鸽蛋等。

男性养肾：4种常用中药

肉桂

性味归经：性大热，味辛、甘，归脾、心、肝、肾经。

功效主治：补火助阳，引火归原，温通经脉。用于阳虚所致的阳痿等。

用法：1～3克，煎服。

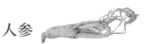

人参

性味归经：性微温，味甘、微苦，归脾、肺、心、肾经。

功效主治：大补元气，固脱生津。用于久病虚羸、阳痿等。

用法：0.5～3克，煎服。

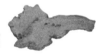

锁阳

性味归经：性温，味甘，归肝、肾、大肠经。

功效主治：补肾壮阳，益精血。用于肾阳虚衰所致的早泄及肝肾不足所致的腰膝酸软、筋骨无力等。

用法：1～3克，煎服。

补骨脂

性味归经：性温，味苦、辛，归肾、脾经。

功效主治：补肾壮阳，固精缩尿。用于命门火衰所致的阳痿等。

用法：1～3克，煎服。

> **其他常用中药**：鹿角胶、海马、蛤蚧、淫羊藿、菟丝子、阳起石、丁香、肉苁蓉、仙茅、沙苑子、鸡内金等。

药食同源，强肾健体：2 道精选食疗方

补肾壮阳

葱爆羊肉

材料： 羊肉 300 克，大葱 150 克。

调料： 腌肉料（酱油、料酒各 10 克，淀粉或胡椒粉各少许），蒜片、料酒、酱油、醋各 5 克，香油、植物油少许。

做法：

1 羊肉洗净，切片，用腌肉料腌渍 15 分钟；大葱洗净，斜切成段。

2 锅置火上，倒油烧热，爆香蒜片，放入羊肉片大火翻炒，约 10 秒后将葱段入锅，稍翻炒后先沿着锅边淋入料酒烹香，然后立刻加入酱油，翻炒一下，再沿锅边淋醋，滴香油，炒拌均匀，见大葱断生即可。

> **功效**
> 羊肉可益气补虚、温中暖下、补肾壮阳，大葱有杀菌、提高免疫力的作用。

参芪羊肉粥

材料： 大米 100 克，羊肉 200 克，人参 3 克，黄芪 10 克。

调料： 老姜 50 克，料酒 10 克，盐 3 克。

做法：

1 大米洗净，用水浸泡 30 分钟；羊肉洗净，切块，焯水捞出，用温水洗去浮沫；老姜洗净，用刀拍松；人参、黄芪洗净，放入清水中，煎取药汁，待用。

2 锅内倒入适量水烧开，加入大米，煮开后放入料酒、老姜、药汁、羊肉块，大火烧开后转小火煮 1 小时，加盐调味即可。

| 功效 |

人参和黄芪可以益气血、暖身体，羊肉可以补肾阳。三者一起煮粥食用，可以补肾益气。

49

男性养肾：6 种家用中成药

1 回春如意胶囊

补血养血，助肾壮阳，益精生髓。用于体虚乏力、肾虚阳痿等。

4 金锁固精丸

补肾固精，固涩止遗。用于肾虚精关不固、梦遗滑泄等。

2 金水宝胶囊

补肾保肺，补精益气。用于阳痿、性欲减退等。

5 强肾丸

补肾填精，益气壮阳，扶正固体。用于早泄等。

3 鱼鳔丸

补肝肾，益精血。用于肝肾不足，气血两虚，症见腰腿酸软无力、头晕耳鸣、阳痿等。

6 脑灵素片

补气血，养心肾，健脑安神。用于心血不足，脾肾虚弱所致的耳鸣、健忘、阳痿等。

其他常用中成药：健和片、益肾灵冲剂、壮腰健肾丸等。

50

六

女性养肾 19 招

容颜好，
妇科病不打搅

女性肾虚
有哪些表现

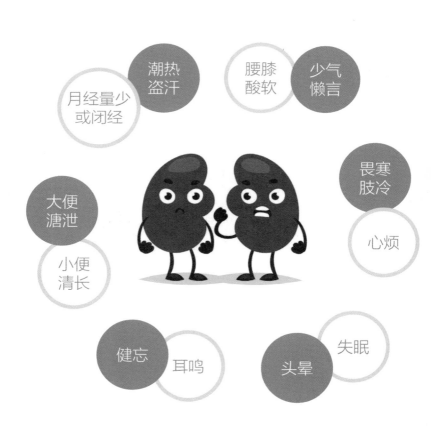

潮热盗汗

月经量少或闭经

腰膝酸软

少气懒言

畏寒肢冷

大便溏泄

小便清长

心烦

健忘

耳鸣

头晕

失眠

女性养肾：
3 大常用穴位

对症按摩调理方

取穴原理	按摩关元可使肾气活跃，补充肾气。
功效主治	培元固本，调气回阳，可补下焦，调节内分泌。主治遗溺、小便频数、月经不调、崩漏、带下等。
穴名由来	"关"，关藏；"元"，元气。关元为关藏人身元气之处。

按揉关元穴

操作方法
用拇指指腹按揉关元穴，
每次 2~3 分钟。

定位
从肚脐正中央向下量 3 寸
的位置即是。

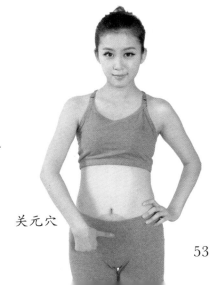

关元穴

取穴原理	肾俞是补肾要穴，按摩肾俞可以起到培补肾元的作用。
功效主治	护肾强肾，滋补肾阳。主治肾虚腰痛、腰膝酸软、阳痿遗精、肾不纳气，以及不育、月经不调等。
穴名由来	本穴为肾脏之气转输之处，是调治肾疾的重要穴位，故名"肾俞"。

操作方法

用拇指指腹或手掌上下来回按摩肾俞穴50～60次，两侧同时或交替进行。

定位

两侧肩胛骨下缘的连线与脊柱相交处为第7胸椎，往下数7个凸起的骨性标志，在其棘突之下旁开1.5寸处即是肾俞穴。

肾俞穴

54

取穴原理	地机穴是脾经之郄穴，为经气深集的部位，可以解痉镇痛，行气活血。
功效主治	健脾渗湿，调经止带。主治月经不调、腹胀、腹痛、小便不利、水肿、食欲不振等。
穴名由来	"地"，指脾土；"机"，指机巧、巧妙。地机穴大意是指本穴的脾土微粒随地部经水运输到人体各部，过程巧妙。

按压地机穴

操作方法

用食指垂直向下点压地机穴1分钟，力度稍轻。

定位

找到小腿内侧，从膝关节往下摸，至胫骨内侧髁下方凹陷处，往下量3寸即是地机穴。

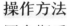
地机穴

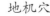

女性养肾：
4 种家常食物

 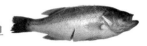

鲈鱼

性味归经： 性平，味甘、淡，归脾、胃、肝、肾经。

功能： 补脾胃，益肝肾，安胎。用于脾胃虚弱、食欲不振、腹胀水肿等。

用法： 煎汤、煮食。

淡菜

性味归经： 性温，味咸，归肝、肾经。

功能： 补肝肾，益精血。用于虚劳伤脾、精血衰少、肠鸣腰痛、腹内冷痛结块、崩中带下等病症。

用法： 煮食或煎汤。

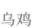 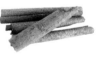

乌鸡

性味归经： 性平，味甘，归肝、脾、肾经。

功能： 补肝益肾，补气养血。用于阴血不足、血虚经闭等。

用法： 煮食、炖食。

桂皮

性味归经： 性温，味辛、甘，归脾、胃、肝、肾经。

功能： 温脾胃，暖肝肾，祛寒止痛。用于虚寒经闭等。

用法： 煎食、煮食、炒食。

其他常见食物：**鳖、乌贼鱼、鹿肉等。**

女性养肾：
4 种常用中药

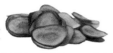

鹿茸

性味归经： 性温，味甘、咸，归肾、肝经。

功效主治： 壮肾阳，强筋骨。用于冲任虚寒、带脉不固所致的崩漏不止、带下过多等。

用法： 研末，每次 0.1~0.3克，1 日 3 次。

阿胶

性味归经： 性平，味甘，归肺、肝、肾经。

功效主治： 补血养阴，润燥安胎。用于阴血亏虚所致的贫血、妊娠下血、月经不调、产后血虚崩漏等。

用法： 3~5 克，煎服。

熟地黄

性味归经： 性微温，味甘，归肝、肾经。

功效主治： 补血，滋阴。用于血虚萎黄、眩晕、心悸、失眠、月经不调、崩漏等。

用法： 3~5 克，煎服。

禁忌： 脾胃虚弱、气滞痰多、腹满便溏者禁服。

女贞子

性味归经： 性凉，味甘、苦，归肝、肾经。

功效主治： 补益肝肾，抗衰老。用于腰膝软弱、目暗不明、须发早白等。

用法： 3~5 克，煎服。

禁忌： 脾胃虚寒泄泻及阳虚者忌服。

药食同源，强肾美颜：2道精选食疗方

补肾益智

山药鲳鱼汤

材料：鲳鱼500克，怀山药25克，党参20克，熟地黄15克，当归10克。

调料：葱、姜、绍酒、盐、胡椒粉、清汤各适量。

做法：

1 鲳鱼宰杀，去鳞及内脏，洗净；怀山药、党参、熟地切片，当归切段；葱切段，姜切片。

2 锅置火上，倒入植物油烧至六成熟，加入适量清汤，放入鲳鱼、各种药物，以及葱、姜、绍酒、盐，煮20分钟即成。

温馨提示：本方应在医生指导下使用。

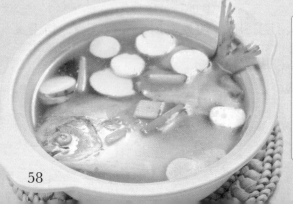

功效
山药可补肾益精；鲳鱼可健脑益智。二者与党参、熟地黄、当归搭配食用，有滋阴养血、健脾固肾、安神健脑的作用。

材料：芹菜 250 克，腐竹 50 克。

调料：酱油、花椒、盐各 3 克，植物油适量。

做法：

1 腐竹泡发洗净，切菱形段，入沸水中焯 30 秒，捞出，晾凉，沥干水分；芹菜择洗干净，切菱形段，入沸水中焯透，捞出，晾凉，沥干水分。取盘，放入腐竹段、芹菜段、盐、酱油拌匀。

2 炒锅置火上，倒入适量植物油，待油烧至七成热，加花椒炸出香味，关火。

3 将炒锅内的油连同花椒一同淋在腐竹段和芹菜段上，拌匀即可。

炝拌芹菜腐竹

强肾排毒

功效

芹菜富含膳食纤维，可平肝止血，利于通便排毒；腐竹营养丰富，可补钙健脑。二者搭配食用有助于排毒护肾，增强体质。

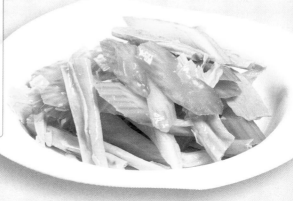

女性养肾：
6种家用中成药

1 乌鸡白凤丸

补气养血，调经止带。
用于气血两亏引起的月经不调、崩漏带下、产后虚弱等。

4 益母丸

养血调经，化瘀生新。
用于气血不和引起的闭经、月经错后及产后瘀血不下等。

2 春血安胶囊

益肾固冲，调经止血。
用于月经过多、青春期功能性子宫出血等。

5 调经促孕丸

补肾健脾，养血调经。
用于脾肾阳虚引起的经期不准、月经过少、月经稀淡、久不孕育等。

3 当归养血丸

养血调经。 用于气血两亏之月经不调等。

6 妇宁康片

补肾助阳，益气养血。
用于妇女更年期综合征、月经不调等。

七

四季养肾20招
春夏补肾阳，
秋冬补肾阴

四季养肾：
4 大常用穴位

对症按摩调理方

<table>
<tr><td rowspan="3">按揉关元穴</td><td>取穴原理</td><td>按摩关元可使肾气活跃，补充肾气。</td></tr>
<tr><td>功效主治</td><td>培元固本，调气回阳，可补下焦，调节内分泌，主治阳痿、遗精、遗溺、月经不调、崩漏、带下等。</td></tr>
<tr><td>穴名由来</td><td>"关"，关藏；"元"，元气。关元为关藏人身元气之处。</td></tr>
</table>

操作方法

用拇指指腹按揉关元穴，每次 2~3 分钟。

定位

从肚脐正中央向下量 3 寸的位置即是。

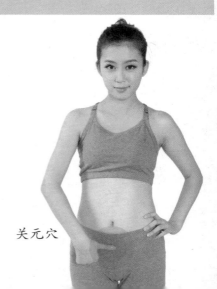

关元穴

取穴原理	按摩太溪穴可以滋阴益肾，壮阳强腰，具有提高肾功能的作用。
功效主治	滋阴益肾，壮阳强腰。主治头痛目眩、月经不调、失眠、遗精、阳痿、腰脊痛、内踝肿痛等。
穴名由来	"太"，大；"溪"，沟溪。本穴为气血所注之处，足少阴肾经脉气出于涌泉，至此聚留而成大溪，故名"太溪"。

刮太溪穴

操作方法

1 正坐垂足，抬起一只脚放在另一侧的膝盖上。

2 以食指指腹由上往下刮该穴，每日早、晚左右两侧各刮1~3分钟。

定位

坐位垂足，由足内踝向后推至与跟腱之间的凹陷处即是太溪穴。

太溪穴

推按涌泉穴

取穴原理
按摩涌泉穴在保健方面有重要作用，可使人肾精充沛、精神充足、腰膝壮实、耳聪明目。

功效主治
增强肾气，强筋壮骨。主治阳痿、遗精、失眠、耳鸣、鼻塞、头痛等，可调整和改善肾脏功能。

穴名由来
"涌"，外涌而出也；"泉"，泉水也。本穴为肾经经脉的第一穴，它连通肾经的体内与体表经脉，肾经体内经脉中高温高压的水液由此外涌而出体表，故名"涌泉"。

操作方法

1 正坐，把一只脚跷在另一侧的膝盖上，脚掌尽量朝上。

2 以食指指腹由下往上推按穴位，每日早、晚左右两侧足心各推按 1~3 分钟。

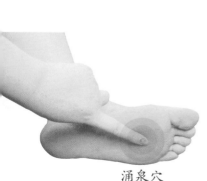

涌泉穴

定位

5 个足趾背屈，足底掌心前面（足底中线前 1/3 处）正中凹陷处即是。

取穴原理	肾俞是补肾要穴，按摩肾俞可以起到培补肾元的作用。
功效主治	护肾强肾，滋补肾阳。主治肾虚腰痛、腰膝酸软、阳痿遗精、肾不纳气，以及不育、月经不调等。
穴名由来	本穴为肾脏之气转输之处，是调治肾疾的重要穴位，故名"肾俞"。

操作方法

两手搓热后，用手掌上下来回按摩肾俞穴50~60次，两侧同时或交替进行。

定位

两侧肩胛骨下缘的连线与脊柱相交处为第7胸椎，往下数7个凸起的骨性标志，在其棘突之下旁开1.5寸处即是肾俞穴。

肾俞穴

四季养肾：
4种家常食物

韭菜

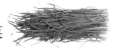

性味归经：性温，味辛，归肾、胃、肺、肝经。

功能：行气，散瘀。用于肾阳亏虚、吐血、跌仆损伤、虫蛇咬伤等。

用法：炒食、煮食、蒸食。

禁忌：阴虚内热者不宜食用。

燕窝

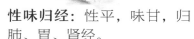

性味归经：性平，味甘，归肺、胃、肾经。

功能：养阴润肺，益气补中。用于久病虚损、肺痨咳嗽、久痢、噎膈反胃、体弱遗精、小便频数等。

用法：煎食、煮食。

猕猴桃

性味归经：性寒，味酸、甘，归胃、肝、肾经。

功能：生津止渴，润燥，调中理气。用于烦热、消渴、消化不良、痔疮等。

用法：鲜食。

禁忌：中寒湿盛者不宜食用。

羊肉

性味归经：性热，味甘，归脾、胃、肾经。

功能：补肾壮阳，益气养血。用于虚劳羸瘦、腰膝酸软、产后虚寒腹痛、寒疝等。

用法：煮食、炒食。

其他常见食物：大麦、枸杞叶、鸡肝、猪肉、海带、泥鳅、银耳、鹌鹑、桂皮、猪肾、鹿肉、海参、海蜇等。

四季养肾：
4 种常用中药

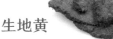

生地黄

性味归经： 性寒，味甘，归心、肝、肾经。

功效主治： 清热凉血，养阴生津。用于热入营血所致的温毒发斑、津伤便秘，以及阴虚所致的虚热消渴等。

用法： 1~3 克，煎服。

白果

性味归经： 性平，味甘、苦、涩，归肺、肾经。

功效主治： 敛肺定喘，收涩止带，缩尿。用于肺肾两虚所致的咳嗽气喘、小便白浊、赤白带下、遗精尿频等。

用法： 1~3 克，煎服。

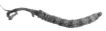

冬虫夏草

性味归经： 性平，味甘，归肺、肾经。

功效主治： 补肺益肾，止血化痰。用于腰膝酸痛、阳痿遗精、肾虚精亏等。

用法： 1~3 克，煎服。

杜仲

性味归经： 性温，味甘，归肝、肾经。

功效主治： 补肝肾，强筋骨，安胎。用于肝肾不足，冲任不固所致的腰痛、胎动不安、头晕目眩等。

用法： 1~3 克，煎服。

其他常用中药： 肉桂、丁香、鹿茸、淫羊藿、黑芝麻、山药、阿胶、柏子仁、泽泻、石斛、女贞子、何首乌等。

药食同源，四季安康：2 道精选食疗方

养肾排毒

核桃仁炒韭菜

材料：韭菜 200 克，核桃仁 50 克。

调料：盐 3 克，植物油适量。

做法：

1. 韭菜洗净，切段；核桃仁浸泡，沥干，炒至金黄色盛出。

2. 锅内留底油烧热，下韭菜段，加盐炒匀，倒入核桃仁翻炒几下即可。

┤ 功效 ├

韭菜能温肾助阳，润肠排毒，还可以保护肝脏；核桃仁可以防治肝肾亏虚。二者搭配食用可以养肾排毒。

材料： 白果 5 克，羊肾 1 个，羊肉 50 克，大米 100 克。

调料： 葱白段适量。

做法：

1 将羊肾洗净，去筋膜，切成小块；羊肉洗净切块；白果洗净；大米洗净，浸泡30 分钟。

2 锅置火上，倒入适量清水烧开，把所有食材一同放入锅内熬煮，待肉熟米烂时即可盛出。

补肾健脑

白果羊肾粥

| 功效 |

羊肉可补肾气，壮元阳；白果有很高的食用和药用价值，可敛肺定喘、固肾健脑。二者搭配食用可以补肾健脑。

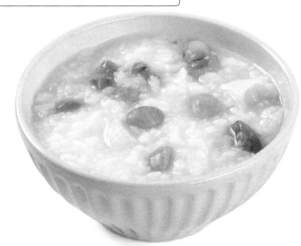

四季养肾：
6 种家用中成药

1 心宝丸

温补心肾，益气助阳。
用于治疗心肾阳虚，心脉瘀阻引起的慢性心功能不全等。

2 麦味地黄丸

滋养肺肾。用于肺肾阴虚之潮热盗汗、头晕目眩、遗精等。

3 金水宝胶囊

补肾保肺，补精益气。
用于遗精、性欲减退、腰酸腹痛等。

4 生血丸

补肾益脾，填精益髓。
用于失血血亏，放疗、化疗后全血细胞减少，以及再生障碍性贫血。

5 十全大补丸

温补气血。用于气血两虚之体倦乏力、月经量多等。

6 回春如意胶囊

补血养血，助肾壮阳，强筋健骨。用于头晕目眩、腰膝酸痛、阳痿早泄等。

八

4 种肾虚引发
的健康问题
对症调理

肾不虚，活百岁

肾虚腰痛

典型症状 | ☑**腰膝酸痛** ☑**失眠** ☑**怕冷** ☑**乏力**

病因分析

中医学认为，"腰为肾之府"，大多数慢性腰痛都与肾虚有关。由于肾虚，寒湿之邪亦乘隙而入，痹阻经络，以致气血运行失调而引起腰痛。肾虚腰痛多由先天禀赋不足，加之劳累太过，或久病体虚，或年老体衰，或房事不节，以致肾精亏损，无以濡养腰府筋脉而致。

对症取穴

肾俞穴、命门穴、腰阳关穴、环跳穴。

常用中成药

金匮肾气丸：温补肾阳，行气化水。用于肾虚水肿、腰膝酸软、小便不利、畏寒肢冷等。

取穴原理	肾俞是补肾要穴，按摩肾俞可以起到培补肾元的作用。
功效主治	护肾强肾，滋补肾阳。主治肾虚腰痛、腰膝酸软、阳痿遗精、肾不纳气，以及不育、月经不调等。

按摩肾俞穴

操作方法

用拇指指腹或手掌上下来回按摩肾俞穴50~60次，两侧同时或交替进行。

定位

两侧肩胛骨下缘的连线与脊柱相交处为第7胸椎，往下数7个凸起的骨性标志，在其棘突之下旁开1.5寸处即是肾俞穴。

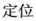

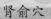

肾俞穴

叩捶腰腹：锻炼腰腹有疏通带脉（环绕腰部的经脉）、强壮腰脊和固肾益精的作用。腰部为带脉所行之处，常按摩腰部能够温煦肾阳、畅达气血。

具体方法：

1 两腿开立微弯，与肩同宽，双手半握拳置于腰侧，先向左转腰，再向右转腰。

2 双臂随腰部的左右转动而前后自然摆动，并借摆动之力，双手一前一后交替叩击腰背部和小腹，力度大小根据具体情况而定，如此连续做 20 次左右。

小验方，大功效

杜仲丹参川芎酒

将 50 克杜仲、10 克丹参、20 克川芎装入纱布袋，与 1000 毫升白酒一起置于酒坛中，密封浸泡 20 天，在医师指导下每次饮用 1 小杯，每日 1～2 次，可以强壮腰膝，改善肾阳虚导致的腰腿疼痛。

材料：山药50克，板栗肉60克，大米 80克，枸杞子5克，红枣6枚。

做法：

1 将板栗肉掰开；大米洗净，浸泡30分 钟；山药去皮，切小块；红枣洗净， 去核；枸杞子洗净。

2 锅内加适量清水烧开，加入大米、山 药块、红枣和板栗肉，大火煮沸后转 小火煮30分钟，加入枸杞子继续煮 10分钟。

补肾板栗粥

补肾暖阳，强健腰膝

┤ **功效** ├

山药可健脾固肾； 板栗可补肾强筋。 它们与红枣、枸杞 子一起食用有补肝 肾的功效，能强健 腰膝。

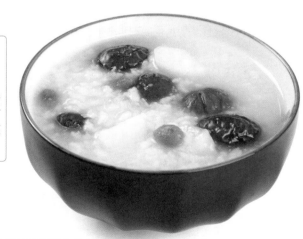

烹饪妙招

板栗煮熟后再剥皮会轻松许多，使用 熟板栗会更省时。

水肿

典型症状 | ☑头面水肿 ☑四肢水肿 ☑腹背或全身浮肿

病因分析

中医学认为，水肿与风邪侵袭、外感水湿、饮食不节、禀赋不足、久病劳倦等因素有关，是一种体内的水分不能正常运输或排泄而在体内积聚所致的疾病。

对症取穴

阴陵泉穴、大钟穴、三焦俞穴、委阳穴、水分穴、水道穴。

常用中成药

桂附地黄丸：温补肾阳。用于肾阳不足之肢体水肿、小便不利或反多等。

常用穴位调理

取穴原理	阴陵泉为足太阴脾经之合穴，能利水渗湿、温运中焦，帮助除脾湿。
功效主治	清热理脾，宣泄水液，化湿通阳。主治水肿、腹痛胀满、泄泻、小便不利、遗精、月经不调、带下、麻痹等。

操作方法

1 正坐，将一只脚放在另外一侧的膝腿上。

2 一只手轻轻握住膝下，拇指弯曲，用拇指尖从下往上用力揉按，会有刺痛和微酸的感觉。

3 每天早、晚各揉按一次，每次揉按 1~3 分钟。

定位

沿膝盖内侧横纹向上，会摸到一个凸起的骨头，顺着骨头的下方和内侧摸到一个凹陷的地方即是。

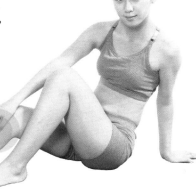

阴陵泉穴

77

运动调理

　　下蹲运动：常做下蹲运动可以有效促进局部脂肪的燃烧，可以缓解下肢水肿，同时可以促进心脏部位的血液循环，增强心脏活力。

具体方法：

1 两手叉腰，双脚略微分开，双眼平视向前，然后慢慢下蹲，脚跟要离地，重心尽量落在前脚掌上，上身要保持直立，避免前倾。

2 随着下蹲动作要渐渐呼气，将浊气从丹田深处缓缓引出体外，起立时气引丹田，随着吸气站直身体。可根据自身情况选择全蹲或半蹲，体弱者可扶着桌椅、树木或墙壁做练习。

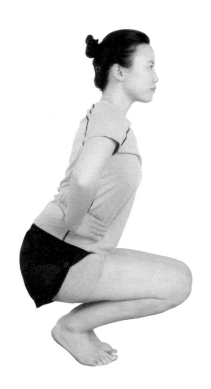

精选食疗方

红豆鲤鱼汤

利水消肿

材料： 鲤鱼1条（约500克），红豆50克。

调料： 姜片、盐、淀粉各适量，陈皮10克。

做法：

1. 将鲤鱼宰杀，去鳞、鳃及内脏，洗净；红豆洗净，浸泡4小时。

2. 将鱼裹上淀粉过油煎一下；锅中加水，烧开后加红豆、陈皮、姜片，熬煮1小时，放入鲤鱼，煮熟后加入盐调味即可。

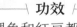

功效

鲤鱼和红豆都有很好的利水消肿、健脾祛湿的功效，搭配食用功效更显著，尤其适合体内湿气重的人食用。

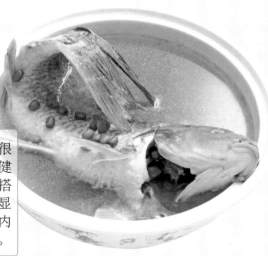

喘证

典型症状	☑喘促日久 ☑动则喘甚 ☑呼多吸少
	☑形瘦神惫 ☑汗出肢冷 ☑喘咳

病因分析

中医学认为，喘证主要是以呼吸困难，甚至张口抬肩、鼻翼扇动、不能平卧为特征的一类病症。久病肺虚，气失所主，气阴亏耗，不能下滋于肾，肾元亏虚，肾不纳气而短气喘促。

对症取穴

肺俞穴、中府穴、太渊穴、定喘穴、膻中穴。

常用中成药

固肾定喘丸：温肾纳气，健脾利水。用于脾肾两虚及肺肾气虚型肺气肿，以及老人虚喘等。

常用穴位调理

取穴原理	肺俞是肺之俞，主治肺脏病变，可调理肺脏功能、平喘。
功效主治	清热止咳，宣肺平喘。主治肺炎、颈淋巴结结核、感冒、支气管炎、支气管哮喘、肾炎等。

按揉肺俞穴

操作方法

用拇指或食、中两指轻轻按揉肺俞穴，每次 2 分钟。

定位

本穴在脊柱区，第 3 胸椎棘突下，后正中线旁开 1.5 寸。

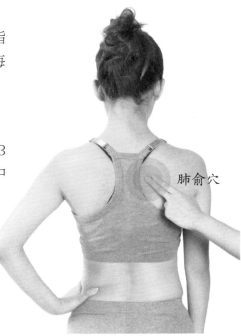

肺俞穴

捶胸顿足：捶胸时可以刺激膻中穴（位于体前正中线，两乳头中间），适度地拍打这个穴位，可以补肺气，畅通呼吸，缓解胸部疼痛、腹部疼痛、心悸、呼吸困难等症状。

具体方法：

双手轮番击打胸部，交替做下蹲动作。每击打胸部2次，下蹲2次。

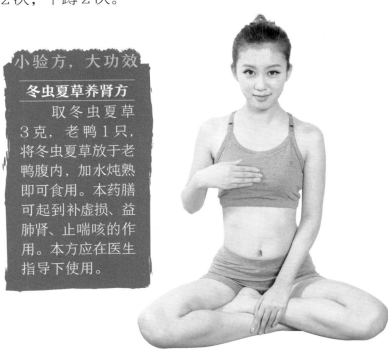

小验方，大功效

冬虫夏草养肾方

取冬虫夏草3克，老鸭1只，将冬虫夏草放于老鸭腹内，加水炖熟即可食用。本药膳可起到补虚损、益肺肾、止喘咳的作用。本方应在医生指导下使用。

精选食疗方

材料：核桃仁 300 克，白糖 150 克。

调料：盐、油适量。

做法：

1 将核桃仁放入开水中，撒入少量盐，浸泡 10 分钟，洗净。

2 锅置火上，放入白糖及少量水，熬至糖汁浓稠时，投入核桃仁拌炒，使糖汁包裹在核桃仁上。

3 换锅，倒入适量油，加热后，投入核桃仁，用小火炸至金黄色，捞出，晾凉后即可食用。

功效

本食疗方补肾固精，温肺定喘，适用于老年人肺肾阳虚导致的气弱、咳嗽气喘等。

头痛

☑头痛且空 ☑眩晕耳鸣 ☑腰膝酸软
☑神疲乏力

病因分析

中医学认为，通则不痛，痛则不通，根据头痛表现特点可分为肝火旺型、肝阳亢型、肾虚型、气虚型、血虚型、血瘀型等。肾精耗失太过，或者先天体质虚弱不足，精髓不足，脑海空虚，可以引起头痛。

对症取穴

太溪穴、复溜穴、三阴交穴、足三里穴。

常用中成药

枣仁安神颗粒：补心养肝，安神益智。用于心肝血虚，神经衰弱引起的失眠健忘、头晕头痛等。

取穴原理	复溜穴可滋阴补肾，填精益髓。
功效主治	滋阴补肾，温阳利水。主治静脉曲张、水肿、腹胀、自汗盗汗、腹泻、尿失禁、指端麻木、腰痛等。

推按复溜穴

操作方法

用拇指指腹由上往下推按复溜穴 1~3 分钟，每日早、晚各推按 1 次。

定位

本穴在小腿内侧，内踝尖上 2 寸，跟腱的前缘。

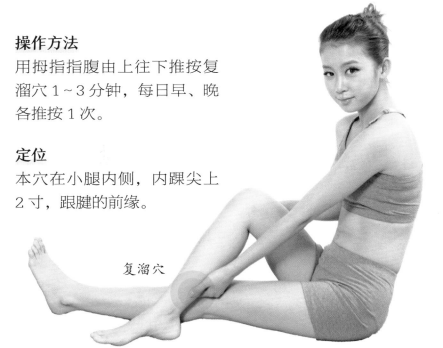

复溜穴

鸣天鼓：中医学认为，肾开窍于耳，肾气足则听觉灵敏；耳通于脑，脑为髓之海，髓海依赖于肾的精气化生和濡养，肾虚则髓海不足，容易导致头痛、头晕、耳鸣等。鸣天鼓时的掩耳、叩击可以对耳产生刺激，所以该练习能够达到调补肾元、强本固肾的功效，对头痛、头晕、健忘、耳鸣等肾虚症状均有一定的防治作用。

具体方法：

将双掌搓热，两手掌心分别按在两耳上，食、中和无名指轻轻敲击脑后枕骨，敲 60 下。接着食指从中指上滑下叩击后脑部，耳朵里会发出"嗡"的一声，连续做 9 次。

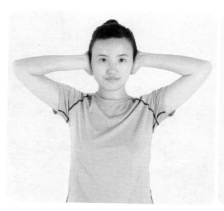
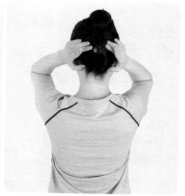

精选食疗方

补肾养肝

枸杞杜仲茶

材料： 枸杞子 10 粒，杜仲 8 克。

做法： 将枸杞子、杜仲一起放入杯中，冲入沸水，盖盖子闷泡约 10 分钟后饮用。

温馨提示：本方应在医生指导下使用。

功效

这款茶饮可补肾养肝，能缓解肝肾不足之头晕头痛、腰膝酸软、视力减退等。

小验方，大功效

人参核桃粥

取人参 5 克，核桃 3~8 个，粳米 100 克。人参洗净切片，砸开核桃取出核桃肉，与粳米同煮，先用大火煮开，再用小火煮 1 小时左右至粥熟，温热服食，可温阳补肾，缓解阳虚头痛。

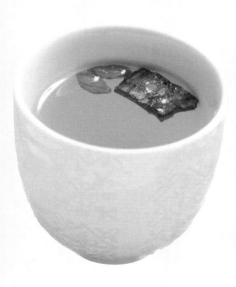